ALLEVARD-les-Bains

(ISÈRE)

Station Thermale
Centre de Tourisme

Établissement Thermal

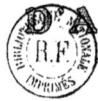

D'ALLEVARD-LES-BAINS

(Isère)

8 I_e^{165}
115 (19)

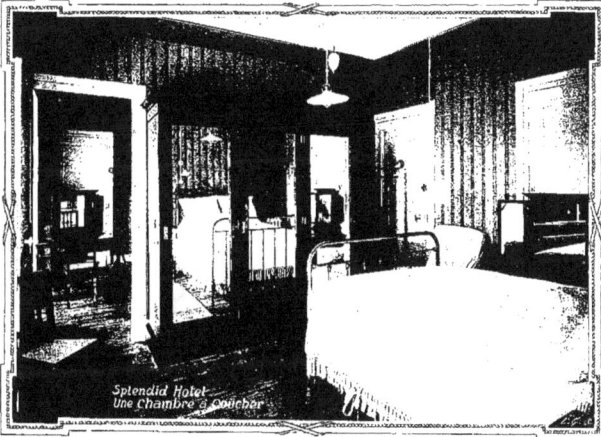

Splendid Hotel
Une Chambre à Coucher

ALLEVARD "DÉTIENT LE RECORD PARMI LES EAUX SULFUREUSES DU MONDE... SA SPÉCIALISATION RESPIRATOIRE EN FAIT UNE ARME DE PREMIÈRE FORCE CONTRE LES BRONCHITES CHRONIQUES, LES CATARRHES, LES AFFECTIONS QUI TROUBLENT L'APPAREIL NASAL ET L'APPAREIL PHARYNGIEN... "

D' LANDOUZY.

VUE GENERALE D'ALLEVARD

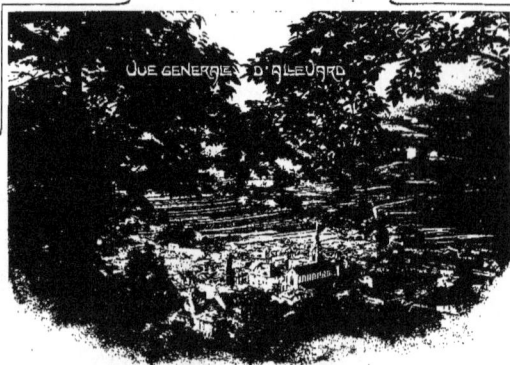

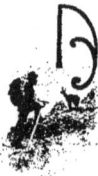

ALLEVARD est situé à 475m d'altitude, dans une vallée dont l'entrée est un des plus beaux paysages que l'on puisse admirer dans les Alpes, et offre un coup d'œil unique peut-être au monde.

« Nulle part, en effet, la nature ne s'est montrée sous des formes plus imposantes et plus variées : forêts « ombreuses, vastes pelouses, eaux magnifiques, étincelants glaciers, lacs prodigieux suspendus à la hauteur des « neiges éternelles : toutes les merveilles des Alpes, en un mot, sont réunies autour d'Allevard et en font un pays « privilégié entre tous ceux que le voyageur visite. » (Guide de Grenoble, 1854.)

Allevard se trouve sur les bords du Bréda, torrent impétueux qui sert d'écoulement aux glaciers des Sept-Laux et du Gleyzin et va déverser ses eaux dans l'Isère, à deux kilomètres de Pontcharra.

— 3 —

Allevard doit à son exposition, à son altitude moyenne, à la protection des hautes montagnes qui l'environnent, un climat tempéré exempt d'orages et de pluies persistantes

ACCÈS

On peut se rendre à Allevard par :

1° La ligne de **Paris**, Lyon-Grenoble-Pontcharra-Allevard, trajet : 10 heures ;

2° La ligne de **Paris**, Mâcon-Bourg-Chambéry-Pontcharra-Allevard, trajet : 10 heures ;

3° La ligne de **Marseille**, Gap-Grenoble-Pontcharra-Allevard, trajet : 10 heures ;

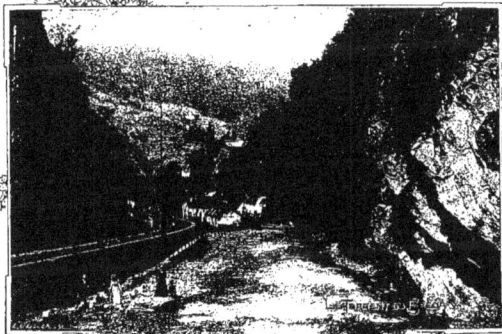

4° La ligne de **Marseille,** Valence-Grenoble-Pontcharra-Allevard, trajet : 10 heures ;

5° La ligne d'**Italie**, Turin-Modane-Montmélian-Pontcharra-Allevard, trajet : 10 heures ;

6° La ligne de **Genève**, Bellegarde-Culoz-Chambéry-Pontcharra-Allevard, trajet : 6 heures.

La ville d'Allevard est reliée à la station de Pontcharra par un tramway à vapeur sur une route à pente douce et régulière qui suit le torrent du Bréda, dont le lit s'ouvre tantôt à travers un sinueux vallon, tantôt au fond d'une gorge abrupte et profonde, enfin dans une vallée fraîche et luxuriante.

A la gare d'Allevard, les étrangers trouvent des omnibus et des voitures pour se transporter directement dans les hôtels ou dans n'importe quel point de la ville.

On accède également à Allevard par Goncelin (P.-L.-M., 10 kil.). La route de Goncelin à Allevard est une des promenades les plus pittoresques du Dauphiné : elle offre, durant la montée, un panorama splendide sur la célèbre vallée du Graisivaudan, que nulle part la vue n'embrasse sur une plus vaste étendue.

Un service régulier de voitures relie Goncelin à Allevard.

— 1 —

SÉJOUR. — INSTALLATION

Il existe à Allevard des hôtels de tous ordres, ainsi qu'un grand nombre de villas et maisons meublées. Aussi l'étranger est-il assuré de trouver bon gîte et bonne table.

La diversité des installations, simples ou luxueuses, permet aux baigneurs comme aux touristes de ne rien changer à leurs habitudes et de goûter à Allevard, plus que partout ailleurs, l'illusion d'une installation définitive.

En 1909, la Compagnie Générale d'Eaux Minérales et de Bains de Mer, propriétaire de l'Etablissement Thermal, a inauguré, pour répondre aux désirs de la clientèle d'élite qui fréquente la station, le Splendid-Hôtel.

Cet hôtel, qui se dresse dans la partie haute du parc, jouit d'une situation exceptionnellement heureuse. A quelque étage qu'on se trouve, de quelque côté qu'on porte son regard, le panorama se déroule sous les yeux aussi grandiose, bien que sous les aspects les plus variés. L'agencement des services a été prévu de telle sorte, qu'il répond aux exigences les plus raffinées du confort moderne.

Un ascenseur s'imposait dans une station comme Allevard, où la montée des étages est interdite à nombre de malades souffrant d'essoufflement.

Il était également indispensable de parer aux écarts brusques de température qui se manifestent parfois dans les stations de montagne, aux débuts et aux fins de saisons. Le Splendid-Hôtel a été pourvu d'une installation très perfectionnée de chauffage par la vapeur à basse pression. Le hall, très spacieux, le salon et la salle à manger, doublés d'une vérandah, ont été luxueusement aménagés et donnent accès à une terrasse d'où l'on découvre les superbes montagnes des Bauges. Indépendamment de la lumière électrique très largement prévue, la plupart des chambres sont pourvues de cabinets de toilette. L'eau chaude et l'eau froide sont largement dispensées sur tous les lavabos et dans les salles de bains. L'installation des chambres a été inspirée par le souci constant d'allier l'hygiène la plus stricte au maximum de confort et d'élégance.

A quelques pas de l'Hôtel, un garage à automobiles permet aux touristes, qui viennent de plus en plus nombreux excursionner dans ce site prestigieux du Dauphiné, de remiser leurs voitures.

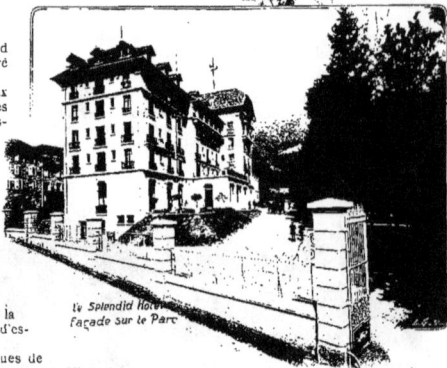

Le Splendid Hôtel
Façade sur le Parc

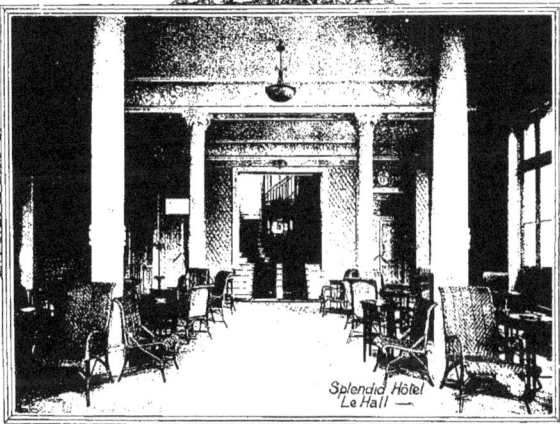

Splendid Hôtel
Le Hall —

le Splendid Hotel
le Salon

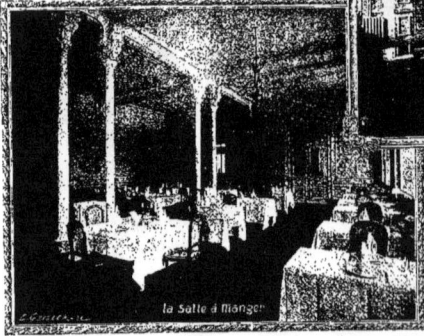

la Salle à manger

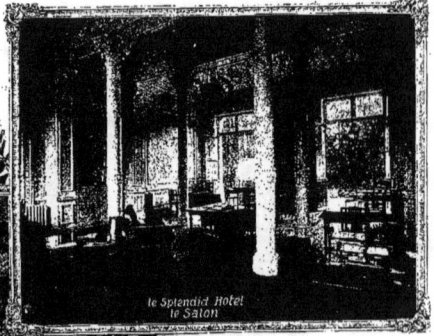

CASINO

La Compagnie Générale d'Eaux Minérales et de Bains de Mer s'est également préoccupée de donner à ceux de ses baigneurs que les exigences du traitement retiennent la plus grande partie de la journée à proximité de l'Établissement, la distraction qu'ils ne peuvent momentanément pas chercher dans les excursions aux environs d'Allevard. Elle a en conséquence décidé la reconstruction et le réaménagement complet du Casino.

Le Casino d'Allevard-les-Bains, inauguré avec la saison 1910, constitue une amélioration très appréciable. Grâce aux heureuses dispositions de ce bel Établissement, relié aux Thermes par une galerie couverte, le traitement peut se faire par n'importe quel temps, et les baigneurs peuvent dans l'intervalle des inhalations se récréer dans un vaste hall bien clos et confortablement meublé, où sont données des auditions musicales et diverses attractions. Un orchestre composé d'éléments artistiques de premier ordre s'y fait entendre, et une excellente troupe d'opéra-comique alterne dans la coquette salle du nouveau théâtre avec les grandes vedettes et principales tournées parisiennes.

Le hall central, cadre rêvé des grandes auditions classiques, réunions mondaines, soirées, fêtes enfantines, etc., communique directement avec le cercle, les salles de correspondance et de lecture d'une part, et d'autre part il est relié par une galerie-promenoir au Café Glacier édifié en façade sur le Parc et vis-à-vis du kiosque à musique.

Le nouveau Casino d'Allevard, avec ses dépendances si agréables et si pratiques pour les baigneurs, peut compter comme modèle de ce genre, parmi des meilleures stations thermales.

Il est administré par une Société Fermière dont le siège est à Marseille, rue Paradis, 52, et qui a été constituée par un groupe d'anciens et fidèles baigneurs d'Allevard, très épris des charmes de la station. Ce dernier détail a son importance. Il montre, en effet, dans quel esprit a été conçue et réalisée cette création.

❧

ÉTABLISSEMENT THERMAL

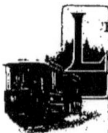

ᘛᘙ

L'ÉTABLISSEMENT Thermal est situé dans un parc très vaste et très ombragé.

On pénètre dans l'Etablissement soit par la grande galerie vitrée (103 mètres de longueur), soit par le hall placé au centre des bâtiments sur la façade du parc. C'est sous la galerie vitrée qu'est situé le bureau de distribution des tickets destinés aux différents services.

L'Etablissement Thermal d'Allevard comporte toutes les applications, les méthodes, les appareils adoptés dans les principaux thermes sulfureux. La méthode de traitement par aspiration ou inhalation a été découverte et expérimentée pour la première fois à Allevard. L'Etablissement possède sept salles d'inhalations froides, dont deux de première classe. Une conduite particulière alimente directement la buvette de la galerie et les inhalations qui reçoivent l'eau de la source avec ses gaz. L'inhalation chaude est installée en amphithéâtre, de façon que le malade puisse y trouver tous les degrés voulus. On y respire, comme dans les salles d'inhalations froides, le gaz sulfhydrique, mais adouci alors par la vapeur d'eau. Il existe quatre de ces salles. Chacune est précédée de nombreux vestiaires individuels et de salons de transition. Les douches de gorge, pulvérisées, comportent, ainsi que les douches de gorge à jet, deux salles pour hommes et dames. Chaque salle possède dix-huit appareils entièrement perfectionnés. L'appareil de pulvérisation réduit l'eau sulfureuse à une extrême division, sans perdre la plus petite partie de son gaz.

Les bains sont donnés toute la journée et comprennent : les bains sulfureux, les bains d'eau douce, les bains aromatiques faits avec des décoctions de plantes calmantes ou sédatives. Les bains de vapeur (système Berthe) sont installés avec des doucheurs et des doucheuses habiles et expérimentés pour les massages, frictions, gymnastique des articulations. Ils constituent l'hygiène par excellence et maintiennent la souplesse et la vigueur des membres. Contigu à la salle de sudation, se trouve la douche en pluie froide.

Les appareils les plus récemment perfectionnés permettent également de donner la douche locale, la douche écossaise, la douche générale, etc., et l'on peut dire que l'installation de ces services est parfaite en tous points.

Il n'est pas d'établissement possédant un armement plus complet et des moyens aussi nombreux et variés.

On ne s'arrête pas dans la voie du progrès, et la Compagnie fait tout pour mettre en œuvre une richesse naturelle qui intéresse le pays, pour donner à l'Etablissement l'importance qu'il mérite, en recherchant les améliorations qui rendent la cure plus facile et plus agréable.

EAUX MINÉRALES D'ALLEVARD

L'eau d'Allevard est très riche, soit en matières fixes ou solides, soit en gaz. L'hydrogène sulfuré (24°7 par litre) à l'état libre en est la caractéristique. C'est sa présence qui a donné lieu à la méthode des inhalations.

L'acide carbonique et l'azote, en partie à l'état libre également, aident à l'action de l'hydrogène sulfuré en la tempérant. Les matières fixes sont constituées principalement par des sels de sodium, d'où l'emploi très recommandé de l'eau d'Allevard dans les affections des voies respiratoires liées principalement au lymphatisme.

MALADIES TRAITÉES A ALLEVARD

Les affections du nez, de la gorge, accompagnées de surdité ou de bourdonnement d'oreilles, les maladies du larynx, celles de la trachée et des bronches fournissent, chaque année, un contingent nombreux de malades.

De même les enfants atteints d'adénopathie trachéo-bronchique, de reste de coqueluche ou doués d'une grande susceptibilité des bronches, se guérissent bien à Allevard. Il est très regrettable que les affections rhumatismales ou cutanées ne viennent pas en si grand nombre. Dans ces cas, les succès sont rapides et nombreux.

CORPS MÉDICAL

Le corps médical de la station d'Allevard, se compose des Docteurs :

BOEL.	DIDIER.
CHATAING Père.	NIEPCE.
CHATAING Fils.	REVILLET.

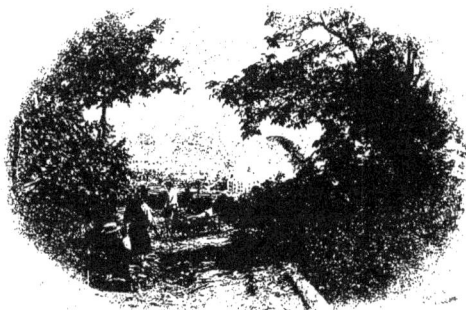

ALLEVARD, JOYAU DES ALPES-FRANÇAISES, PERLE DU DAUPHINÉ

Alphonse DAUDET

⬛⬛⬛

ALLEVARD CENTRE DE TOURISME

PROMENADES

1º Bout-du-Monde (péage o fr. 5o par personne, un kilom., un quart d'heure environ). — Cirque de rochers au fond de la gorge du Bréda, avec de superbes cascades, au-dessus desquelles on passe sur une légère passerelle. Vue du Gleyzin.
On s'y rend par le chemin qui va à la source minérale. Plus loin, on laisse l'usine à sa gauche.
A l'usine, on pourra assister à la coulée (5 h. 4o et 11 h. 4o), en demandant l'autorisation au Directeur.

2º Tour du Treuil (20 minutes). — Chemin à gauche du Cimetière. Bâtiment carré de 25 mètres de hauteur, datant du xᵉ siècle. Vue superbe sur les glaciers et sur la Savoie. On peut descendre par le sentier qui longe le chalet de la Marqueraie.

3º Route du Moutaret. — Charmante promenade recommandée surtout au coucher du soleil. Vue d'Allevard et du glacier du Gleyzin.

4º La Batie Pommiers (demi-heure). — Chemin de Cotard, passant près de l'école communale de garçons ; derniers vestiges d'un château delphinal. On fera bien de revenir par un chemin ombragé qui longe le pied des pentes de Brame-Farine (hameau de *Pommiers*), jusqu'au ruisseau du *Chaboud*, où on regagnera la route de Saint-Pierre.

5º Chemin du Bréda. — Commence à la gendarmerie. Bordé par le torrent à droite et des cultures à gauche. Revenir par le même chemin ou rejoindre la route du Moutaret par un des sentiers que l'on rencontre à gauche.

6º Le Jacquemoud. — Chemin qui prolonge la rue S. Bouffier. Village en face à vingt minutes. Vue superbe sur la vallée. Revenir par le chemin à gauche du village. Source ferrugineuse.

7º La Cascade du Buisson. — Suivre la route de La Chapelle-du-Bard jusqu'au pont du Buisson. Remonter le torrent par un sentier ombragé jusqu'à une ancienne carrière de plâtre. La cascade est située au-dessus. Promenade d'une heure et demie.

8° Château-Fer-la Ferrière (place Jéru-Salem). Poursuivre près du nouveau pont électrique de la ville, pierreux de Château-au-dessus du Bout-du-l'ancienne route de la cèdent se détache au

6° Chataigniers. de *Montouvrard* : on taigniers jusqu'à la tournant de Chemin, gorge du Bréda. De là, tier, étroit et escarpé, regagner le chemin du Bout-du-Monde.

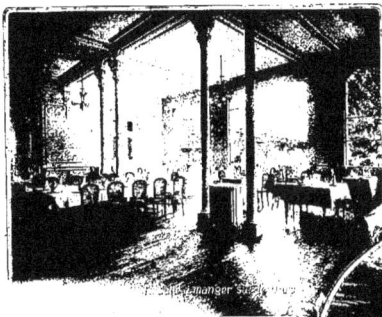

boulanger

EXCURSIONS
à pied, à cheval, à Ane

1° Les Grottes de la Jeannotte (demi-heure). — Les grottes de la Jeannotte sont situées sur le flanc d'un ravin très accidenté. On s'y rend par un chemin ombragé et des plus pittoresque. Ces grottes, formées par une anfractuosité de la roche schisteuse ont peu de profondeur et n'offrent rien de remarquable, si ce n'est le paysage qui les entoure et le merveilleux des souvenirs qui s'y rattachent. C'était autrefois un lieu redouté par les habitants d'Allevard : on le regardait comme servant d'habitation aux fées du pays. Suivant une ancienne tradi-tion, qui se perpétue dans les longues veillées de l'automne et de l'hiver, toute jeune fille, qui ose pénétrer dans la grotte meurt infailliblement au bout d'un an, si elle ne se marie avant ce terme.

RIER (1 h.). — Départ par la nouvelle route de salem). Vues très variées sur Allevard et la jusqu'au-dessous du hameau des Panissières et de Veyton, où se trouve le bâtiment de l'usine On pourra revenir, soit par le petit chemin Ferrier, qui se trouve à gauche d'un petit col Monde et aboutit près des aciéries, soit par Ferrière (200 m. plus bas), d'où le chemin pré-premier lacet.

Pierre-de-l'Artiste (demi-heure). — Chemin monte rapidement sous de beaux châ-*Pierre-de-l'Artiste*, qui, au second domine à pic l'usine et la on peut, par un sen-

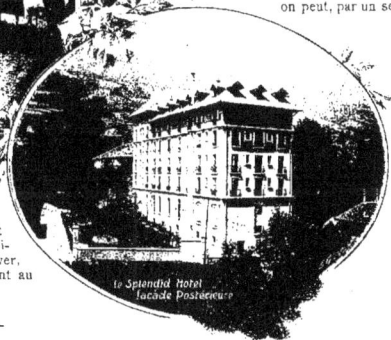

le Splendid Hôtel façade Postérieure

2º SAINT-PIERRE (2.000 hab., 515 m. d'altitude, à 3 kil. d'Allevard). — Saint-Pierre possédait, au XIᵉ siècle, un prieuré de moines de l'ordre de Cluny, dont l'église du style romain rustique, est surmontée d'un remarquable clocher. Ce prieuré est célèbre par suite du passage du pape Pascal II, le 2 août 1107, regagnant l'Italie par la Maurienne.

Sur le flanc de la montagne on aperçoit la cité ouvrière de La Taillat et les gigantesques plans inclinés (1.500 m. de long), qui font tomber le minerai depuis les galeries jusqu'au chemin de fer du Cheylas à Allevard.

3º LA TAILLAT, LE BENS (1.150 m., 1 h. 3/4 pour la montée), où sont les mines de fer spathique.

On peut monter par le chemin de *Montouvrard* (belle vue), ou par celui de *Morêt* et *Vaugraine* qui part à gauche, au delà de l'Hôtel du Louvre.

Magnifiques forêts de sapins. Pousser jusqu'aux pâturages et à l'arète du *Bens* (demi-heure, 1.325 m.) pour jouir de la vue sur les Sept-Laux et sur le lac du Bourget, par dessus Brame-Farine. On peut redescendre sur *Pinsot* ou sur les *Ayettes*.

4º LA CHEVRETTE (1.113 m., 2 h. 1/4 pour aller). — On suit la route de la Ferrière jusqu'au pont de Veyton. A l'ancien poste des douaniers,

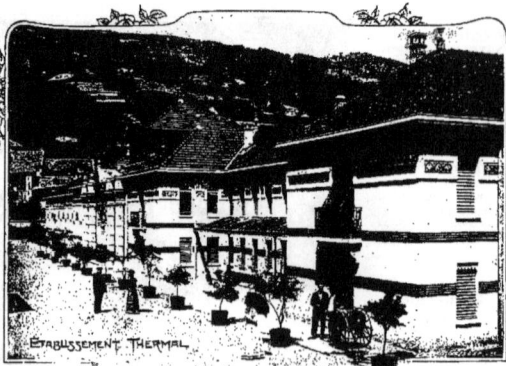

ETABLISSEMENT THERMAL

près du vieux pont, on s'engage à gauche dans la *Combe-du-Veyton* en suivant un sentier qui borde le torrent, dont les eaux claires se pressent en cascades sur d'innombrables roches. Les mélèzes et les aulnes, les sorbiers et les érables, les sureaux et les cytises font au touriste une ombre épaisse et bienfaisante. Dans la fraîcheur de ce vallon s'épanouit sur les pelouses toute la flore alpestre des moyennes altitudes, les grandes digitales et la gentiane bleue, les renoncules sauvages et la véronique.

La montagne est exceptionnellement sauvage ; à gauche, d'inaccessibles escarpements ; au fond, sur le ciel bleu se découpent les crêtes du *Petit* et du *Grand-Charnier* ; à droite, les pentes boisées de *Montmayeur* et de l'*Haut-Bernard*. On franchit enfin le Veyton à *Pont-Haut* et on pénètre dans la silencieuse et mélancolique vallée de la Chevrette que dominent les neiges de l'*Haut-du-Pont*.

Cette solitude n'a pour hôtes passagers que les bergers avec leurs troupeaux, et ce n'est pas pour le touriste une rencontre sans intérêt dans la montagne que celle de ces primitifs, rares continuateurs, aujourd'hui, de la vie pastorale.

5° PINSOT (750 m., 1 h. 3/4 pour aller). — On monte par le chemin des *Ayettes*, qui fait suite à celui du Bout-du-Monde, un peu pierreux, mais bientôt ombragé et traversé par des ruisselets qui descendent de la montagne ; de place en place, une échappée sur les pentes abruptes qui de l'un et de l'autre côté d'un étroit vallon s'abaissent jusqu'aux parois rocheuses et parfois inabordables

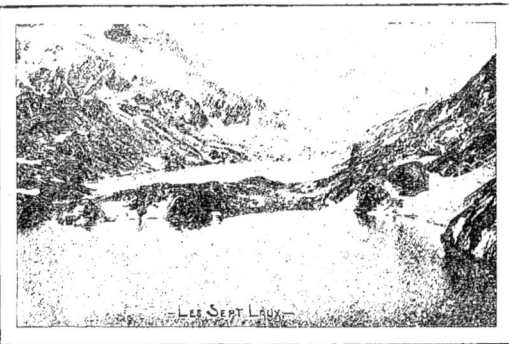

LES SEPT LAUX.

entre lesquelles se précipitent les eaux écumantes du torrent.

Le village de Pinsot est au confluent du Bréda et du *Gleyzin* ; la vue des deux vallées qu'on embrasse du perron de l'église serait pour la course une attraction suffisante sans le pittoresque du chemin.

On peut revenir (en 1 h. 1/2) par la route des voitures (rive droite) et le nouveau pont de *Veyton*.

6° LA FERRIÈRE. — LE CURTILLARD. — LA CASCADE DU PISSOU. — Quand on a dépassé les dernières maisons de Pinsot, on continue à remonter en pente douce la rive droite du Bréda au travers de forêts coupées de pâturages jusqu'à la *Ferrière* (11 k., 909 m. d'alt., 789 habitants).

A peu de distance de la Ferrière, la vallée s'élargit et passant les hameaux du *Gibergy*, du *Petit* et du *Grand-Thiervoz*, on arrive au *Curtillard* (14 kil.), centre d'excursions dans la vallée du haut Bréda; on y jouit d'une vue superbe sur le cirque de montagnes qui ferment l'horizon.

De nombreuses maisons blanches et gaies sont éparses sur les flancs du *Grand-Rocher* qui domine la rive gauche, et en portant ses regards de l'E. à l'O., on remarque parmi les sommets couverts de neige la *Roche-Badon, Chaurionde*, au sommet légèrement recourbé, le *Rocher-de-la-Belle-Étoile*, la *Dent-du-Prat*, les *Fanges*, et le *Crêt-du-Bœuf*.

Du Curtillard, une bonne heure suffit pour aller à pied au *Fond-de-France*, par le chemin qui côtoie la rive droite du Bréda. Au delà du hameau de la *Martinette*, ayant à peine quelques champs cultivés et où l'on voit, au commencement de septembre, du blé déjà sorti de terre à côté de celui qui attend la moisson, on traverse le torrent de la *Combe-Madame*, et la vallée finit brusquement. Le Bréda descendant des Sept-Laux forme la superbe cascade du *Pissou* ou du Fond-de-France, qui tombe en deux chutes sur des rochers verts couverts d'arbustes.

EXCURSIONS EN VOITURES

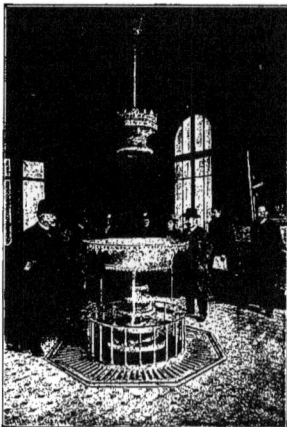

1° SAINT-HUGON (827 m., 2 heures pour aller). — La Chartreuse Saint-Hugon, ou mieux du *Val de Saint-Hugon*, fut fondée en 1170 par Hugues d'Arvillard, sur nos frontières, en Savoie. Il ne reste que quelques substructions de l'ancien couvent élevé à cette époque par saint Hugues, évêque de Grenoble, dans un site appelé la *Courrerie* et détruit deux fois par des incendies. La nouvelle Chartreuse fut construite en 1675, à un kilomètre plus loin dans le même vallon et fut presque totalement démolie en 1791, à l'époque de la tourmente révolutionnaire. Un seul bâtiment, celui des étrangers, fut préservé de la destruction et conservé pour servir de logement aux acquéreurs de ce bien national. De belles colonnes et des escaliers de pierre imitant le marbre, l'étendue du terrain couvert de ruines, attestent l'importance et la grandeur du Val de Saint-Hugon dans le passé.

Les noirs sapins qui, de toutes parts, escaladent la montagne comme une armée hérissée de piques, lui font un cadre austère et magnifique. C'est bien la retraite profonde où jadis, avec un renoncement définitif, venaient se réfugier les âmes blessées par les violences et la corruption de la société féodale.

Cet asile de la prière est aujourd'hui un rendez-vous champêtre ; on y arrive... « ... la voiture bourrée de manteaux pour le retour, un gros panier de provisions « sur le siège ; on traverse le pays au grand trot ; trois heures dans la montagne, « sur des lacets à pic, au ras des cimes noires de sapins dégringolant vers des précipices, vers des torrents tout blancs d'écume... » (Alph. DAUDET, *Numa Roumestan*), et l'on déjeune bruyamment à la place où méditaient, en promenades solitaires, les Chartreux du temps passé.

La route de voitures traverse la *Chapelle-du-Bard* (bon kirsch), *Pont-de-Bens* et *Arvillard* (jolie église) ; les piétons feront bien de varier leur itinéraire en revenant par *Montgarin* (1 h. d'Allevard), ils passeront le Bens soit au *Pont-Sarret* (10 minutes en amont du couvent), sites pittoresques, anciennes forges, soit au *Pont-du-Diable*.

2º PONT-DU-DIABLE (666 m. d'alt., à un quart d'heure en aval du Couvent). — Arche de pierre jetée au XVIIᵉ siècle, par les moines, pour le service de la Chartreuse de Saint-Hugon, à 80 mètres de hauteur au-dessus d'une ravine sauvage, au fond de laquelle le torrent de Bens écume et mugit. C'est le seul passage qui, dans cet endroit, puisse conduire de l'ancien sol français au territoire de Savoie. Ce n'est pas une des curiosités les moins intéressantes de ce vaste et silencieux paysage.

On pénètre alors dans la forêt domaniale qui occupe une longueur de 6 kilomètres sur le versant gauche de la gorge du Bens. Plusieurs routes forestières récemment ouvertes, pourvues de baraques-abris pour les gardes, facilitent de charmantes promenades, en val, maison forestière à une demi-heure de Montgarin, Diable, soit de Bel-Air (1 h. au-dessus de Montgarin,

3º LA ROCHETTE (350 m., 9 kil. d'Allevard). — riante et fertile vallée. Centre de marchés très le mercredi. Reliée à Allevard et à la gare de tramway à vapeur. Belle église qui faisait autrefois fondé en 1330, par Guigues, seigneur de la Ro-

Sur l'emplacement du château actuel, récemment féodal, qui fut pris et démoli par Lesdiguières,

On peut y aller d'Allevard en voiture par la Arvillard. De là, on peut monter en voiture (route jusqu'à trois minutes du mont *Mont-Pezard* (ravissant par la même route, qui va ensuite directement d'Arvillard on reviendra à Allevard par le petit *lac Saint-Clair*,

4º LES HUILES (18 kilomètres, 3 heures et demie

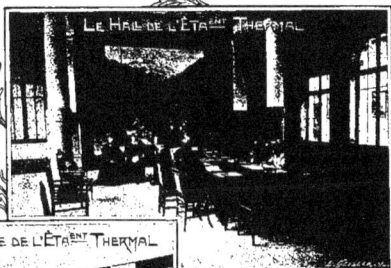

LE HALL DE L'ÉTABᵗ THERMAL

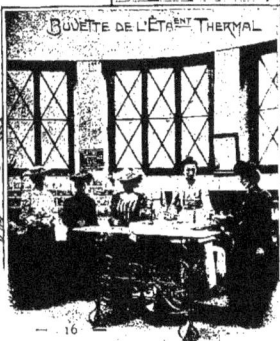

BUVETTE DE L'ÉTABᵗ THERMAL

— 16 —

partant, soit de Freyda-
à cinq minutes du Pont-du-
par la route de Beauvoir).
Jolie petite ville, dans une
importants qui se tiennent
Pontcharra (P.-L.-M.) par un
partie du couvent des Carmes,
chette.
restauré, existait le château
en 1597.
route de Saint-Hugon jusqu'à
à gauche à la sortie du village)
panorama). On redescendra alors
à La Rochette. De La Rochette
Détrier et la route des Gorges.
pour aller).

Même itinéraire que Saint-Hugon, jusqu'à Arvillard.

A la sortie de ce village, on prend la route qui passe aux forges de Calvin, se dirige sur Presle, Le Verneuil, Le Villard et La Table. Sur la gauche, on laisse un promontoir sur lequel se trouvent les ruines d'un château qui avait une architecture toute particulière, ornée de 34 tourelles en pointes d'aiguilles.

Ce château très fortifié a été détruit par Lesdiguières après la prise du fort de Montmélian, en 1600.

On arrive ensuite au Bourget et au Pontet-en-Huiles, contrées bien connues des chasseurs.

5° LES TOURS MONTMAYEUR (794 m., 15 kil., 3 h. ½ à la montée). — Ces tours sont les dernières ruines d'un immense château féodal fortifié, possédé pendant près de quatre siècles par les seigneurs de Montmayeur qui furent des hommes de guerre et des diplomates. Leur devise était : « *Unguibus et rostro* ».

Une voie romaine longe toute l'arête du Mont-Raillant sur laquelle sont situées les tours. Vue magnifique sur les vallées du Gelon et du Haut-Graisivaudan, sur le Mont-Blanc, les Bauges et les rochers d'Aiguebelle.

On quitte Allevard par la route des *Gorges* et de *La Rochette*, mais on laisse cette localité à droite ; plusieurs routes montent aux Tours : l'une part de la *Croix* (2 kil. de la Rochette) par Montalbaud (assez mauvaise et étroite) ; deux partent de Villard-Sallet (4 kil. de La Rochette), la meilleure passe près du Cimetière, au nord de ce village.

6° LA CHAPELLE-BLANCHE. — Promenade de 4 heures environ, qui montre les paysages les plus variés et que l'on ordonnera de manière à rentrer à Allevard un peu après le coucher du soleil.

ASCENSIONS

1° BRAME-FARINE. — On peut choisir pour la montée entre les chemins de la *Rouzière* et *Bajin* et celui du *Jacquemoud* et *Crozet*. Charmante excursion que l'on peut faire sans fatigue.

Brame-Farine n'a pas le pittoresque particulier de ses sœurs altières, avec leurs neiges éternelles et leurs pics vierges du pas de l'homme, mais elle a l'agrément de permettre au touriste le moins exercé de s'élever à 1.240 mètres d'altitude et de lui donner déjà la sensation de la haute montagne.

N'était la montée, rude par instants, des lacets rait se promener au travers d'un immense jardin, car naat. De loin en loin, une grange, voire une habitation d'une riante prairie, avec, tout autour, de magnivée. Des marmots, de vrais marmots, mal culottés, plongeant leurs petites dents dans le flanc d'une pomme

La ferme du *Plan-Champ*, située au-dessus par les touristes pour « casser la croûte » et faire et le métayer de l'endroit vous y sert de fort bonne

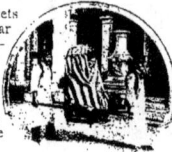

nombreux qui sillonnent cette belle montagne, on croit la végétation y triomphe jusqu'en son point culmination plantée au sommet d'un mamelon, au milieu fiques arbres fruitiers. Un chien aboie à votre arrivée, les galoches lâches, accourent ébouriffés et tout en verte, vous toisent curieusement au travers d'une cépée du village de Bajin, est le lieu habituellement choisi la sieste. Il s'y trouve de l'eau de puits très fraîche grâce un lait que la course rend plus savoureux

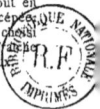

Les poumons reposés par cette bienfaisante halte, on pénètre dans une forêt de sapins où la vue, libre jusqu'alors, se trouve tout à coup étroitement bornée, mais pour peu de temps, si l'on a soin de prendre à gauche la sente qui conduit à l'observatoire du Pic du Midi, indiquée d'ailleurs par un poteau du C. A. F.

Là, un horizon immense et admirable se déroule. D'un côté les glaciers avec leurs gigantesques dentelures : de l'autre, la vaste plaine du Graisivaudan.

Avec de fortes jumelles on peut distinguer clairement le *Grand-Charnier*, les glaciers du *Gleyzin*, le *Puy-Gris*, la *Pyramide des Sept-Laux*, le lac du *Bourget* avec ses promeneurs, les ruines de *Chignins*, la *Croix de Nivolet*, le mont *Grenier* avec ses pans de rochers à pic que l'on dirait avoir été sciés par la main de l'homme, etc., etc.

On ne se lasse pas de la contemplation de ce panorama nulle part aussi étendu et aussi varié. Et chacun est tenté de souscrire à cette exclamation qu'une gentille Genevoise a inscrite sur le carnet d'impressions des touristes : « On comprend difficilement que des Français aillent en Suisse pour se repaître des curiosités que leur patrie elle-même peut leur offrir. Pour moi, « la Suisse pittoresque est toute là. » (Léonie C.)

Mais on a hâte d'aborder au chalet qui vous apparaît brusquement au sortir d'un fourré de sapins, après dix ou quinze minutes de marche sur la droite de l'observatoire. Délicieuse oasis encadrée de verdure qu'il fait plaisir de rencontrer au cœur de cette nature sauvage.

L'hôtesse, accorte, vous y accueille avec sa bonne grosse figure de campagnarde réjouie qui sait que, cordon bleu émérite, elle a, dans sa rustique demeure, de quoi répondre aux exigences des estomacs les plus délicats et des appétits les plus solides.

La descente de Brame-Farine est, de la course, la partie la plus divertissante. Elle peut s'effectuer en 40 minutes et de la façon la plus agréable et la moins fatigante. Je veux parler de la descente en traîneaux, si bien décrite par Daudet dans *Numa Roumestan*.

Conduits par de solides gaillards, on glisse délicieusement sur la pente gazonneuse du terrain, dont les ressauts provoquent parfois, parmi les voyageurs d'un même convoi, des mouvements fort comiques. Les places inférieures sont recommandées aux dames.

Ce genre de locomotion rappelle assez les montagnes russes, mais avec le pittoresque et l'originalité en plus. Je le conseille aux amateurs d'émotions.

On comprend, après cela, que cette montagne ait été surnommée la « Montagne des Dames ».

Pierre DU CARRE.

(Les *Alpes Illustrées*, 20 septembre 1894.)

2º Le CRÊT du POULET ou GRAND-CRÊT (1.608 m.). — Excursion charmante et très recommandée, faisant suite à celle de la Taillat.

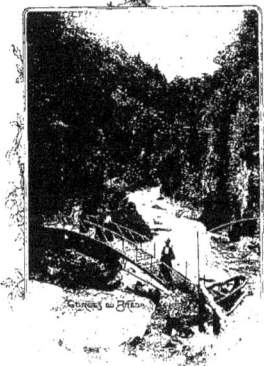

Après avoir atteint le Bens, on suit constamment l'arête de la montagne couverte de gazon et de rhododendrons ; là, niche le coq de bruyère qui fuit le touriste inoffensif, mais avant-coureur du terrible chasseur qui, lui, ne l'épargnera pas.

Au bout d'une heure de marche, on arrive au Crêt du Poulet en laissant derrière soi le *lac des Tavernes*.

Du sommet, la vue magnifique s'étend. à l'Est et au Sud, sur les massifs des Sept-Laux et du Gleyzin, dominant la vallée de la Ferrière ; à l'Ouest, sur les vallées d'Allevard, du Graisivaudan et le massif de la Grande-Chartreuse ; au Nord, sur le Grand-Charnier et la Savoie.

On peut prolonger l'excursion jusqu'au *Grand-Rocher* (1.930 m.), d'où la vue, s'étendant plus loin, devient de toute beauté.

La descente peut se faire par le col du *Merdaret* : à droite, sur *Theys* ; à gauche, sur le *Fond-de-France* et le *Curtillard*, par le ravin du *Veaujeallaz*.

3º CRÊT MONT-MAYEN (1.688 m.). — Point terminal de l'un des contreforts qui se détachent du massif du Gleyzin. Croupe délicieusement parsemée de bouquets de sapins. Vue splendide sur les Bauges, le lac du Bourget et les montagnes de la Chartreuse. — *Itinéraire* : d'Allevard au pont de Veyton, trois quarts d'heure ; du pont de Veyton, on quitte la route d'Allevard à Pinsot et à la Ferrière pour prendre un des nombreux sentiers sur la rive gauche du Veyton.

4º LE GRAND-CHARNIER (2.564 m.), par le COLLET, 6 heures d'Allevard. — Aller au Grand-Charnier c'est la promenade classique des grimpeurs qui ne sont pas tourmentés par la passion de l'au delà.

A travers les prés, les vergers, par les lacets du chemin de la *Debout*, on monte vers la forêt de sapins. Là, une allée forestière, qui se hisse en zigzags jusque sur la croupe de la montagne, vous conduit aux pâturages du Collet. Voici un premier chalet, celui de *Malatrait*, d'où la vue en arrière s'étend sur la vallée d'Allevard : magnifique panorama dont l'œil ne se détache qu'à regret.

Telle est la première étape d'une ascension qui ménage aux touristes les plus étonnantes surprises. Après avoir payé son tribut d'admiration à ce riant décor, on continue la montée au milieu d'un cirque au sol spongieux et noir tapissé de plantes alpines. Un sentier apparaît, c'est le moment de sortir de cette prairie ondulante.

L'horizon s'ouvre : ce sont les *Plagnes*, où l'on marche, sans se lasser, sur un gazon touffu ; le *Petit-Charnier* (2.145 m.).

Alors commence l'ascension. fatigante. Aux mamelons gazonnés succèdent les pentes rocailleuses. Le *Grand-Charnier* dresse devant les yeux des visiteurs sa cime d'un vert flétri.

L'escalade de ces masses de rochers, aux parois presque verticales, dure une heure.

Arrivé sur ce belvédère, le touriste jouit d'un spectacle qui lui fait oublier les fatigues de l'ascension : il peut contempler le *Mont-Blanc*, les montagnes de la *Tarentaise* et les neiges du *Grand-Rocher*.

Quatre heures de descente par la vallée de la Chevrette vous ramènent à Allevard : tel est l'itinéraire qui, à chaque méandre d'un sentier, étale aux yeux comme la carte vivante et tout en relief et en couleurs de cette région d'Allevard. Cette excursion a également le mérite de permettre aux alpinistes de faire une ample moisson des plus belles fleurs alpestres : anémones, orchis, rhododendrons, etc.

— 19 —

5º LES SEPT-LAUX. — Tout touriste venant à faire l'ascension des Sept-Laux (sept lacs) 2.185 m., d'Allevard, et si c'est un alpiniste digne de ce montera de là soit au *Rocher-Blanc* (2.931 m.), soit

La course de la montagne des Sept-Laux est amateurs et les dames qui craindraient la fatigue la ressource des mulets et des ânes, sur le dos qu'à destination. Quant aux touristes entraînés, l'ascension à pied à partir du Curtillard, car montagne des plus faciles et des plus ravis-

Un service régulier de voitures tarifées fonc-juin au 30 septembre, entre Allevard, le Grand-trouve au Grand-Thiervoz, chez Baroz, père et fils, monte d'Allevard au Curtillard en voiture (2 heures) préférable de coucher à l'hôtel du Grand-Thiervoz ou remettre au lendemain matin le départ pour les Sept-tillard à 4 heures du matin au plus tard pour arriver C'est la condition indispensable pour faire cette excursion sans fatigue et sans être trop incommodé par la chaleur.

Pendant une heure, on marche presque en plaine dans le haut de la vallée du Bréda, torrent qu'on tra-verse une dernière fois pour le laisser à sa gauche, ainsi que la cascade du *Pisson*. Plus loin on traverse un de ses affluents, le *Pléney*. C'est après avoir atteint le Fond-de-France et franchi ce ruisseau, qu'on trouve le poteau indicateur de la S. T. D. et qu'on commence réellement l'ascension. On entre sous bois et on fait une promenade à l'ombre des sapins dans un sentier en lacets très bien tracé, et qui est bordé tout le long de touffes d'ai-relles. On monte ainsi pendant 1 h. ½ jusqu'aux chalets du *Gleyzin* (premier repos). C'est là qu'on quitte la zone des grands arbres ; on foule aux pieds des tapis de rhododendrons, on ne voit plus que des arbrisseaux qui deviennent de plus en plus rares et bientôt on arrive au-

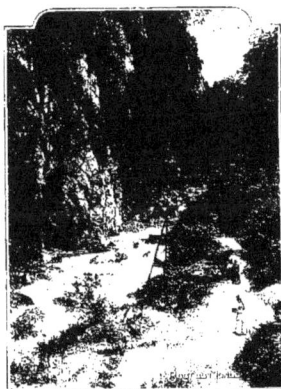

Allevard ne peut s'empêcher de qui constitue le principal attrait nom, il poussera plus loin et à la *Belle-Etoile* (2.731 m).

à la portée de tous. Les simples de 5 à 6 heures de marche ont desquels on peut arriver jus-nous leur conseillons de faire c'est une des courses de la santés.

tionne tous les jours, du 15 Thiervoz et le Curtillard. On des guides et des mulets. Qu'on ou à pied (3 heures), il est à l'hôtel du Curtillard et de Laux. Il faut quitter le Cur-aux sept lacs avant 10 heures.

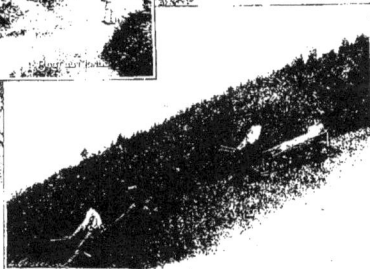

dessus de toute végétation, entouré de roches arides. On a devant soi, découvertes et nues, des montagnes abruptes, qui cachent les Sept-Laux et qu'il faudra gravir; et derrière soi, un spectacle grandiose : l'horizon est ouvert et on domine toute la vallée du Bréda, le Curtillard, la Perrière et la vallée du Graisivaudan. C'est la partie la plus dure de l'ascension, il faut passer sous le rocher de *Pindet (Cul de la Vieille)* et suivre un sentier tracé dans la mousse, les éboulis de roches et les pierres aiguës jusqu'au chalet des Deux-Ruisseaux (deuxième repos). On a mis 1 h. ½ des chalets du Gleyzin à la Baraque des *Deux-Ruisseaux*, mais l'ascension est à peu près terminée.

On traverse les nombreuses sources du Bréda et c'est là que commence le majestueux, sauvage et sévère *Val des Montagnes abimées*, long de plus d'une lieue, où se succèdent la série des lacs aux eaux sombres qu'on a à longer jusqu'au chalet terminus (*lac Noir, lac Carré, lac de la Motte, lac Cotepen* et *lac du Col*). Le silence et la solitude de cette nature majestueuse ne sont troublés que par le bruit des sources vives, le vol de quelques oiseaux effrayés et le sifflement des marmottes cachées dans les rochers.

Cette vallée, considérée comme l'une des plus belles, non seulement du Dauphiné, mais des Alpes entières, offre un aspect imposant avec ses chaos de rochers, ses cascades, ses lacs limpides, ses champs de neige, ses glaciers entre les pics escarpés, élancés comme des flèches de cathédrales. Sur le bord du lac du *Col*, d'une altitude de 2.181 m., se trouve le chalet-hôtel construit en 1857 par M. Ramus, et agrandi en 1881 par la S. T. D. Il est confortablement aménagé, on y trouve d'excellents lits dans deux dortoirs, l'un pour les dames, l'autre pour les hommes, et une bonne nourriture (la truite saumonée des Sept-Laux est réputée). D'ailleurs, on est toujours bien traité par le gérant, M. Jean Baroz.

Une barque (1 fr. l'heure par personne) permet de faire des promenades sur le lac.

Après un court repos au chalet-hôtel, on ne manquera pas, soit de faire une promenade en barque sur le lac, soit d'aller à l'extrémité sud du plateau où, après avoir longé trois nouveaux lacs, on arrive à la Cheminée du Diable, d'où le regard embrasse l'Eau-d'Olle, les Grandes-Rousses, le Rivier-d'Allemont et l'Oisans (magnifique point de vue). — On pourra monter ensuite au *Crêt de l'Homme*, à une petite heure du chalet, pour jouir du panorama des montagnes de la Chartreuse.

Les deux ascensions suivantes, également faciles, mais qui ne peuvent être entreprises sans guide, doivent se faire du chalet des Sept-Laux.

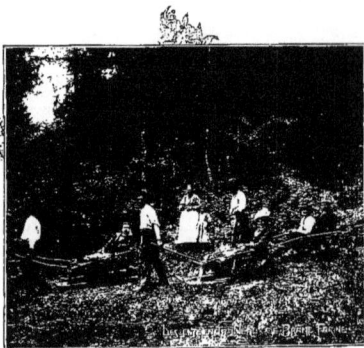

— 21 —

6° LE ROCHER-BLANC OU PIC DE LA PYRAMIDE, 2.931 m. — C'est en juillet et en août qu'il faut faire cette ascension si l'on ne veut pas trouver des névés sur le versant de la Pyramide qui regarde les Sept-Laux. On met deux heures environ pour atteindre le sommet en passant vers le lac *Blanc* et au-dessus par le col de l'*Amiante*, qui doit son nom à la présence de ce minéral, dont chaque touriste détache, en passant, un fragment dans la roche. Au sommet, on est bien dédommagé de sa peine, car on a sous les yeux un spectacle inoubliable. Panorama extrêmement étendu sur toutes les Alpes. D'un côté la Maurienne et la Tarentaise; de l'autre,

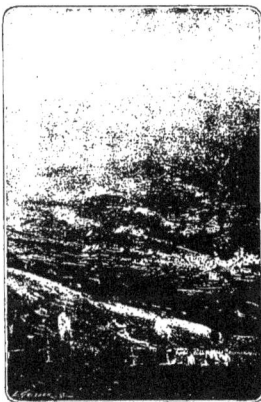

l'Oisans, les environs de Grenoble et, au loin, Lyon. On descend par le grand glacier, au pied du col de la Croix, sur la combe de Madame, qui vient rejoindre la vallée du Bréda à la cascade du Pissou, au Fond-de-France. Il n'est pas rare de trouver sur le grand glacier des traces d'ours et de chamois. Les empreintes des plantigrades sont très facilement reconnaissables dans la neige.

Certains alpinistes font l'ascension de la Pyramide en sens contraire, mais c'est une excursion beaucoup plus fatigante et qui n'est pas à conseiller. On monte alors directement du Curtillard à la Pyramide en suivant la rive droite du Bréda jusqu'à la cascade du Pissou et par la combe de Madame et le glacier qui la surmonte. On descend ensuite sur le chalet des Sept-Lacs ou on n'arrive qu'après midi.

7° LA BELLE-ÉTOILE (2.731 m., 1 h. ½ environ), par le lac des Cabaudes. La vue y est moins complète que du Rocher-Blanc sur la Maurienne, mais plus étendue sur la plaine.

Des Sept-Laux, on peut se rendre au Rivier-d'Allemont et au Bourg-d'Oisans par la *Cheminée du Diable*, ou directement à Grenoble, soit par le col de la Coche et Laval, soit par les Cabaudes, les Mottes, le col du Merdaret, Theys et Tencin.

8° LA GRANDE-VALLOIRE. — LE PUY-GRIS. — On part du Curtillard, laissant au Sud la route des Sept-Laux, on remonte, vers l'Est le ruisseau de la *Grande-Valloire*, que l'on franchit sur un pont à l'ouverture de la gorge. Le chemin s'élève en de nombreux lacets, traversant de beaux pâturages, et revient sur la rive droite du ruisseau se confondant bientôt avec lui dans un défilé rocheux au delà duquel on débouche dans le cirque supérieur de la *Combe de la Grande-Valloire* (2.140 m.).

On laisse, à gauche, le ruisseau descendant du *Lac Noir*, puis on longe, à droite, la rive nord du *Lac de la Laita*, au-dessus duquel se trouve, à l'ouest, le *Lac de la Folle*, dominé, au sud, par les escarpements du *Rocher d'Arguille* (2.887 m.).

De la Combe de la Grande-Valloire on peut remonter, à gauche, le vallon de la *Comberousse*, dont on gravit les côtes (jolie cascade) jusqu'au col du même nom (2.780 m.).

Laissant à droite le col de Comberousse, on monte au *col du Puy-Gris*, sorte de selle de neige qui relie la *Crête du Lac Noir (2.819 m.)* au sommet du *Puy-Gris* (point culminant du massif d'Allevard (2.992 m.), dont l'escalade est très difficile.

Le panorama qu'offre le Puy-Gris est extrêmement étendu : le Mont-Blanc vers le Nord, et plus à l'Est la chaîne du Mont-Rose avec le Cervin, le massif de la Vanoise ; vers le Sud, les Aiguilles d'Arves, les Grandes-Rousses, derrière lesquelles apparaissent les massifs du Pelvoux, attirent particulièrement le regard.

On peut revenir à Allevard par le col du Grand-Glacier, qui communique à Pinsot par la vallée du Gleyzin.

EN GRAISIVAUDAN

1° Tour-d'Avalon et Château-Bayard. — En tramway, par la route des *Gorges* jusqu'à Pontcharra, en voiture (1 h. ½ pour aller) par le village du Moutaret, d'où la vue s'étend sur la belle vallée de la Rochette, sur les Bauges, la Maurienne et la Tarentaise. La route descend ensuite sous une voûte ombragée par une forêt de châtaigniers, traverse le hameau des *Bretonnières* et la commune de *Saint-Maximin*, pays du bon vin, et on arrive après avoir passé devant la nouvelle église, sous le hameau d'*Avalon*, où l'on admire la tour gigantesque que les Pères Chartreux viennent de relever sur les ruines d'un antique manoir, en souvenir de saint Hugues, évêque de Lincoln, fils de Guillaume, seigneur d'Avalon. Du haut de cette tour, qui compte plus de 40 mètres d'élévation, on jouit d'une vue magnifique et qui vaut bien la peine que le touriste fasse halte là !

Le promeneur vient ensuite prendre la route qui contourne le mamelon, et, après vingt minutes, il arrive par une avenue, au *Château-Bayard*. C'est une ruine dont l'aspect n'est pas grandiose. On n'y voit point de créneaux ni de machicoulis, ni de fossés ni de pont-levis : sans doute, il n'y en eut jamais. Le fief des Terrail n'était point considérable ; il relevait de la châtellenie d'Avalon, siège du mandement. Mais, s'il fut modeste, le berceau de ce chevalier sans peur et sans reproche, qui porta si haut l'honneur du nom français, la situation en est unique, incomparable, et, comme les impressions de l'enfance exercent le plus souvent une influence décisive et dominante sur le développement de nos idées et sur notre existence tout entière, on peut présumer que l'imagination de Bayard enfant dut recevoir la forte et ineffaçable empreinte du merveilleux pays où il fut élevé. A voir si belle la France en Graisivaudan, on comprend mieux qu'il l'ait aimée avec passion et servie avec gloire. De la terrasse même du château, entre les treilles où mûrissait le raisin de *persan*, que rapportèrent de Palestine les chevaliers du Dauphiné, Bayard avait sous les yeux cette vallée de Graisivaudan qui n'a point de rivale et qui s'étend de Grenoble à Chambéry, au pied d'une falaise ininterrompue, dont la pierre dentelée se profile en arête indéfinie, comme une citadelle formidable entrevue dans un rêve, évoquant des assauts gigantesques. Et sur ces plateaux de l'*Aup-du-Seuil*, sur les cimes de *Roche-Grenier*, avec les garçons de son âge, quelles courses fortifiantes, à la poursuite d'un chamois, à la recherche d'un nid d'aigles, à la cueillette des plantes qui faisaient, pour l'époque, une pharmacopée rudimentaire. Ainsi fit plus tard Henri IV, enfant, dans les Pyrénées. Pour l'un comme pour l'autre, ce fut une éducation

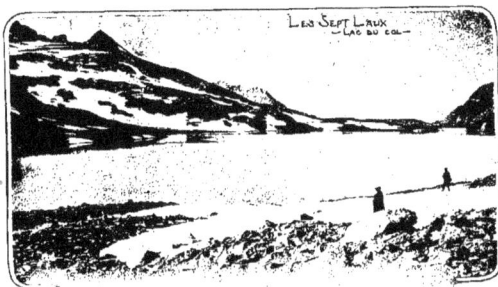

LES SEPT LAUX
— LAC DU COL —

héroïque de l'esprit et du corps. — Le retour à Allevard peut se faire par Pontcharra et la route qui longe le Bréda, au fond des gorges profondes et si pittoresques qui encaissent la rivière.

2° TENCIN. — Pour le touriste qui a pris Allevard comme centre, une visite au château de Tencin est obligatoire. Un après-midi devra y être consacré. Construit à la fin du XVIIIe siècle, par Louis-François, marquis de Monteynard, lieutenant général des armées du roi et ministre de la guerre sous Louis XV, le château actuel a remplacé une ancienne demeure seigneuriale appartenant à la maison de Beaumont, d'où est sorti le fougueux Amblard de Beaumont, baron des Adrets. C'est un imposant édifice, aux lignes harmonieuses, élevé d'après les plans de Mansard. Il renferme une belle galerie de tableaux et une riche bibliothèque. Merveilleusement situé sur une terrasse élevée, d'où la vue domine et embrasse toute la vallée du Graisivaudan, de Grenoble à Chambéry, ce château, avec son escalier monumental, est du plus bel effet décoratif.

La famille Guérin de Tencin, alliée à la maison de Monteynard, avait son château d'origine à un kilomètre du bourg, sur la route de Theys, à côté d'une tour aujourd'hui en ruines. Le cardinal et Mme de Tencin, mère du célèbre d'Alembert, sont sortis de cette famille.

Nous devons signaler l'admirable gorge qui s'étend, derrière le château, sur une longueur de près de 2 kilomètres, et au fond de laquelle un torrent, descendu des montagnes de Theys, roule, en de multiples cascades, ses eaux froides et profondes. Rien ne saurait donner une idée de la grandeur sauvage de ce lieu, auquel on a donné, dans le pays, le nom de « Désert ».

En quelques minutes on gagne, par une belle allée ombrageuse, la première cascade. De ce point, et après avoir franchi le torrent sur un pont rustique, on pénètre dans la partie supérieure de la gorge, par un étranglement au delà duquel les eaux ont seules pu se frayer un passage au milieu d'un véritable chaos de roches gigantesques. Le chemin, on devrait dire le sentier, qui conduit à l'extrémité du désert, a été taillé dans la roche vive, à coup de mine. Parfois il se trouve entièrement placé sous le rocher qui forme au-dessus de lui comme une voûte toujours prête à s'écrouler.

L'impression produite par le spectacle de cette dernière partie du Désert est véritablement émotionnante. La hauteur des rochers qui enserrent le torrent est telle en cet endroit, que l'on n'aperçoit qu'une étroite bande de ciel. L'étonnement est plus vif encore quand on découvre, à un détour du sentier, la belle cascade de 20 mètres, par où s'écoule le torrent tout entier. Le fracas

— 24 —

des eaux empêche toute conversation ; on est forcé, du reste, de se tenir à une certaine distance de la chute d'eau, si l'on veut ne pas être entièrement mouillé.

Le retour s'effectue de la même façon. Vingt-cinq minutes suffisent pour regagner l'entrée du Désert. Ajoutons que, suivant une tradition qui ne s'est jamais démentie, l'autorisation de visiter le Désert est toujours accordée par le propriétaire de cette belle promenade, M. le marquis de Monteynard. Il suffit de s'adresser au régisseur du château. Cette excursion dans le Désert de Tencin est sans aucun danger. On peut aussi rentrer à Allevard par Goncelin, le Cheylas et la route pittoresque qui longe le torrent du Fay, dans une gorge profonde.

3° THEYS. — Theys, charmant pays, suspendu aux flancs de la montagne, en forme de T, d'où viendrait son nom ; à 600 m. d'altitude, il domine la vallée du Graisivaudan. De la gare de Tencin, la route qui y conduit décrit de nombreux zigzags et permet aux voyageurs, aux amateurs de belle nature, de jouir des plus beaux points de vue de la vallée. Après 1 h. 30 d'ascension au milieu de pittoresques surprises, on arrive au centre du village, autrefois très important. En effet, en 1588, la peste laissée par les Suisses qui avaient envahi et ravagé le pays, emporta plus de 1.800 personnes ; c'était le quart de la population. Aujourd'hui, Theys ne compte guère que 2.000 habitants. Pays riche et d'une luxuriante végétation, ce petit coin de la plus belle vallée de France renferme à lui seul les plus beaux produits du sol et particulièrement des fruits recherchés à l'envi par l'exportation.

Sur les flancs de la montagne, couverte de magnifiques forêts de sapins, s'ouvrent des galeries servant à l'extraction du minerai de fer qui alimente le haut fourneau de Brignoud. Il est avéré, qu'au siècle dernier, on extrayait aussi le cuivre. Sur la place, éclairée depuis 1892 par des lampes électriques, on aperçoit deux monuments : l'Eglise et l'Hôtel de Ville. L'Eglise, du style roman pur, est remarquable par son clocher et ses vitraux. L'Hôtel de Ville, récente construction d'un goût élégant, mérite une visite. Theys offre un séjour très agréable : aussi voit-on venir, chaque année, de nombreux villégiateurs, en quête de cure d'air, qui trouvent dans les hôtels un confortable satisfaisant.

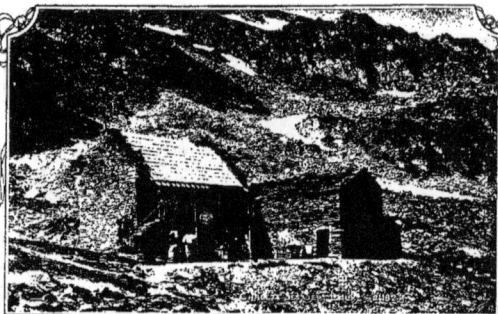

Au sud, à un kilomètre du village, à gauche de la route de Theys à Hurtière, ancienne dépendance de la baronnie, on peut visiter le Châtelet, reste de l'antique manoir des seigneurs d'Herculais. De là, les amateurs d'ascensions peuvent se procurer des guides et se rendre, en 8 heures, aux Sept-Laux, par le Merdaret. D'autre part, veut-on retourner à Allevard par la montagne : on suit la vallée de Theys, qui longe les hameaux de Caret, des Bauges, des Vincents et de la Coche, puis on remonte directement au sommet du col de l'Arète-du-Barioz (1.053 m.).

La vallée d'Allevard apparaît alors avec son merveilleux aspect.

🌴

DU GRAISIVAUDAN EN MAURIENNE PAR ALLEVARD ET LE COL DU MERLET

Dans la chaîne qui s'étend d'*Aiguebelle* au *Rivier-d'Allemont*, le seul col qui soit praticable aux troupes alpines est le col du *Merlet*; il en est bien passé par les cols de la *Croix*, de la *Perche* et des *Cucherons*, mais jamais avec une batterie de montagne.

Dans le cas d'une invasion par la vallée de Maurienne, l'ennemi est forcé de se frayer un passage par les forts d'*Aison*, de *Montperché* et de *Montgilbert*, ou bien de remonter le vallon des *Villard* et par le col du *Glandon* et le vallon du Rivier-d'Allemont de gagner la route de Grenoble. Dans ces deux cas, l'importance des cols précités devient très grande, car ils permettent à nos alpins de venir couper à l'ennemi sa ligne de retraite, lui brûler ses convois, etc... Aussi, chaque année, voyons-nous défiler les petits chasseurs au col du Merlet pour en connaître le chemin.

On passe par la *Chevrette*, « on gravit le plan de *l'Ours*, puis on s'élève « par les vingt-huit lacets de la montée de *Tirequoy* et on arrive dans un cirque « de pâturages situé au pied d'un cirque traversé par le ruisseau qui descend « de la *Grande-Bourbière* (2.641 m.) et dominé par le *Grand-Morétan* (2.709 m.). « On continue à monter à travers des éboulis, on pénètre dans un second « cirque couvert de pâturages, après lequel on rencontre celui de la *Frioule*, « et enfin, par une série de lacets, on atteint le col du *Merlet* (2.294 m.), d'où l'on

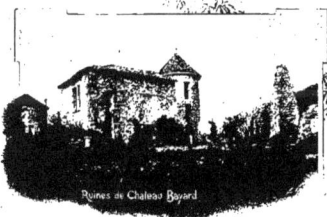

Ruines de Château Bayard

« descend, en 4 heures à *Saint-Alban*, puis enfin à *La Chambre*, en
« Maurienne. » (*Allevard*, Dr NIEPCE).

L'AUP-DU-SEUIL PAR LE TOUVET

Cette course laisse à tous ceux qui l'ont faite un charmant souvenir.

L'on va du Touvet, coquet chef-lieu de canton, situé au milieu de la vallée du Graisivaudan, à l'Aup-du-Seuil, en 5 heures. La descente est de 4 heures (plaques indicatrices du C. A. F.).

Un chemin carrossable gagne Saint-Bernard. A mesure qu'on s'élève, on jouit d'une vue splendide, tantôt sur les Bauges et le Mont-Blanc, tantôt sur Belledone et le Moucherotte. On arrive en 3 heures à Saint-Bernard ; soit par la grande route, soit par le sentier pittoresque qui longe la cascade *des Griaux* et se termine par un escalier inattendu taillé dans le roc.

De Saint-Bernard, par le hameau du *Guillot*, ou de Saint-Michel par un chemin plus direct, l'on gagne en une heure une prairie entourée de bois taillis — l'*Alpette*, petit plateau où une fontaine rustique et un magnifique panorama invitent à une halte. La vue s'étend des Bauges au Mont-Aiguille, sur les cimes imposantes du Mont-Blanc, des Sept-Laux, de Belledone, de l'Obiou.

En franchissant ensuite la *Porte* ou *Pas-du-Grand-Portail* (1.800 m.), ouverture pratiquée dans la roche à ciel ouvert, que fermait une porte gardée par un poste de douaniers lorsque la Savoie n'était pas encore annexée à la France, on est saisi d'étonnement en apercevant le petit vallon désolé de l'Aup-du-Seuil.

Deux haberts s'y élèvent. Le sol, crevassé et raviné, est parsemé de grosses pierres ; par endroits, pousse un maigre gazon. De noirs sapins tordus par le vent, fendus par la foudre, s'élèvent çà et là.

On peut revenir le jour même au Touvet et à Allevard, ou continuer la course en se dirigeant sur Saint-Pierre-de-Chartreuse.

D'ALLEVARD A LA GRANDE-CHARTREUSE

La plupart des étrangers qui viennent à Allevard ne manquent pas d'aller faire une excursion à la Grande-Chartreuse. C'est une course de deux à trois jours, par un chemin des plus pittoresques. On descend à *Goncelin*, puis on traverse l'Isère et on arrive au Touvet et à la Terrasse. C'est à partir de ce village que l'on incline à droite pour s'élever sur les Petites Roches dont on

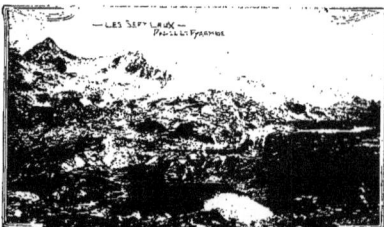

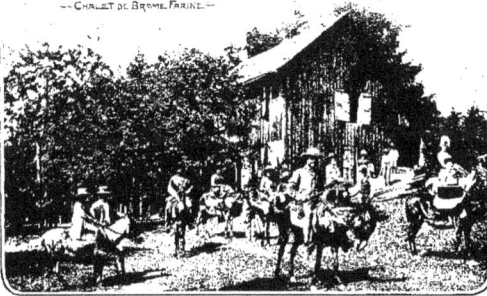

atteint le sommet après une heure et demie de marche. Arrivé sur le plateau, on traverse les villages de *Saint-Bernard*, *Saint-Hilaire*, et *Saint-Pancrace* Dès que l'on a dépassé ce village, on a devant soi une vue splendide : celle de toute la vallée du Drac, des montagnes qui l'entourent dans les Hautes-Alpes ; celle de tout le massif du Villard-de-Lans, du Trièves.

Du côté de l'Est se dressent à l'horizon les pics de Belledone, de Taillefer, ceux de la chaîne de l'Oisans, des Sept-Laux, du Grand-Charnier et dans le fond, on admire les massifs du Mont-Blanc. On domine toute la vallée de l'Isère, qui s'étend à 1.200 mètres de profondeur.

Après avoir dépassé ce village, on tourne à droite pour contourner la *Dent de Crolles*, traverser le torrent de *Manival* et atteindre le *Col de Nord* au *Gros-Mulet*. Il a fallu deux heures pour arriver à ce point culminant. Du Gros-Mulet, en deux heures, on descend à travers des chalets, des pâturages et une forêt de sapins, et on gagne le village de *Saint-Pierre-de-Chartreuse*, que l'on traverse.

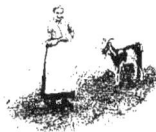

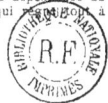

A quarante-cinq minutes de *Saint-Pierre* on arrive à la porte de l'Enclos, deuxième entrée du Désert, défendue par un pont jeté au-devant d'une porte crénelée. De ce point, il ne reste que trois quarts d'heure de montée pour arriver au monastère. Après avoir traversé une magnifique forêt de hêtres et de sapins, on arrive à la maison de Courrerie, qui est une dépendance du couvent. De là. on est en vue du couvent, qui se présente sous l'aspect d'une petite ville, mais qu'au silence qui règne tout à l'entour, on croirait veuve d'habitants. *(Guide Niepce)*.

D'ALLEVARD-LES-BAINS

Autorisé par arrêté préfectoral en date du 14 Février 1894

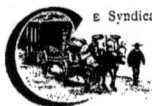

❧

E Syndicat a été institué dans le but de faciliter aux étrangers l'accès du pays, de leur y ménager un accueil plus attrayant et d'y rendre leur séjour plus agréable.

Il a ouvert, rue des Bains, un Bureau de renseignements où les malades peuvent venir demander des indications sur le traitement des eaux, les logements, les hôtels, et où les touristes peuvent venir se documenter sur les excursions, services de chemins de fer, voitures, etc.

On peut également venir y consulter divers Guides, le Bottin, l'ouvrage de *Belledone et les Sept-Laux,* de Ferrand, la liste des étrangers, etc.

❧

SAISON 1910 :

D'ALLEVARD : Aller au **Fayet-Saint-Gervais,** par les superbes gorges de l'**Arly.** Service de breaks automobiles entre le **Splendid Hôtel** et l'**Hôtel de la Savoie.** Trajet : 3 heures. Au **Fayet** : prendre la crémaillère du **Col de Voza.** Vue splendide sur le massif du **Mont-Blanc,** les vallées de **Chamonix** et de **Bionnassay.**

AVIS AUX TOURISTES

Par les soins du Syndicat, des flèches indicatives ont été tracées dans la direction des principales excursions dans la **région** d'**Allevard**, *suivant les teintes indiquées ci-dessous :*

1º **BRAME-FARINE** par les chemins du Cottard et du Clos, réunion à la Ronzière :
FLÈCHE BLEUE ⟶

2º **LA TAILLAT** et **LE CRÊT-DU-POULET :**
FLÈCHE ROUGE ⟶

3º **LA CHEVRETTE**, l'Haut-du-Pont, le Col du Merlet et Saint-Colomban-des-Villars :
FLÈCHE BLANCHE & NOIRE ⟶

4º **LE HAUT-DU-COLLET** et **LES PLAGNES :**
FLÈCHE NOIRE ⟶

5º **LE HAUT-DU-COLLET** avec bifurcation au pied du lac, à droite, le **PETIT** et le **GRAND CHARNIER :**
FLÈCHE ROUGE & NOIRE ⟶

A gauche **TOURNE-TALON :**
FLÈCHE NOIRE & JAUNE ⟶

6º La **GRANDE-VALOIRE** et le **PUY-GRIS :**
FLÈCHE BLANCHE ⟶

7º La **COMBE-DE-MADAME**, le Col de La-Croix, le Col du Glandon, la Croix-de-Fer, Saint-Jean-d'Arves et Saint-Jean-de-Maurienne :
FLÈCHE BLEUE ⟶

8º **LES SEPT-LAUX** et le **RIVIER-D'ALLEMONT :**
FLÈCHE ROUGE & BLEUE ⟶

N. B. — *Le Chalet-Hôtel des Sept-Laux sera régulièrement ouvert du 1er juillet au 28 septembre suivant.*

CHEMINS DE FER DE PARIS-LYON-MÉDITERRANÉE

BILLETS D'ALLER & RETOUR DE STATIONS THERMALES

Délivrés dans toutes les Gares pour les Villes d'Eaux desservies par le Réseau P.-L.-M.
et notamment pour **ALLEVARD** *(Pontcharra-sur-Bréda).*

1° BILLETS D'ALLER ET RETOUR INDIVIDUELS

1re, 2e et 3e Classes

1er Mai au 31 Octobre. — Valables 10 jours. — Faculté de prolongation

RÉDUCTION : 25% EN 1re CLASSE — 20% EN 2e ET 3e CLASSES

2° BILLETS D'ALLER ET RETOUR COLLECTIFS

1re, 2e et 3e Classes

délivrés aux Familles d'au moins trois personnes voyageant ensemble
1er Mai au 15 Octobre. — Valables 33 jours. — Faculté de prolongation

MINIMUM DE PARCOURS SIMPLE : **150** KILOMÈTRES

Prix : Les deux premières personnes paient le tarif général, la troisième personne bénéficie d'une réduction de 50%, la quatrième et chacune des suivantes, d'une réduction de 75%.

3° BILLETS D'ALLER ET RETOUR, 2e ET 3e CLASSES

Délivrés aux Familles d'au moins deux personnes voyageant ensemble

1er Septembre au 15 Octobre. — Valables 33 jours. — Faculté de prolongation

MINIMUM DE PARCOURS SIMPLE : **150** KILOMÈTRES

Prix : La première personne paie le tarif général, la deuxième personne bénéficie d'une réduction de 50%, la troisième et chacune des suivantes, d'une réduction de 75%.

ARRÊTS FACULTATIFS AUX GARES DE L'ITINÉRAIRE —— *Demandes de Billets* : *4 jours d'avance à la gare de départ.*

NOTA. — Il peut être délivré à un ou plusieurs des voyageurs inscrits sur un BILLET COLLECTIF de stations thermales, et en même temps que ce billet, une carte d'identité sur la présentation de laquelle le titulaire sera admis à voyager isolément (sans arrêt), *à moitié prix du tarif général*, pendant la durée de la villégiature de la famille, entre le point de départ et le lieu de destination mentionné sur le billet collectif.

AVIS. — *Pour renseignements détaillés — horaires, prix, combinaisons diverses de billets, relations internationales — consulter le Livret-Guide-Horaire P.-L.-M., en vente dans les gares, bureaux de villes, bibliothèques : 0 fr. 50. — Envoi sur demande au Service Central de l'Exploitation, 20, boulevard Diderot, Paris, contre 0 fr. 70 en timbres-poste.*

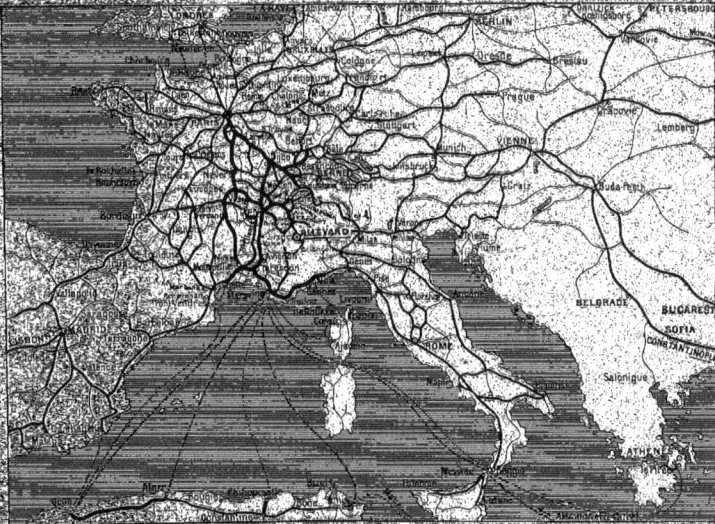

VOIES D'ACCÈS A ALLEVARD

Compagnie des Chemins de Fer P.L.M.

66

www.ingramcontent.com/pod-product-compliance
Lightning Source LLC
Chambersburg PA
CBHW060455210326
41520CB00015B/3956